PUBLISHED BY ROBERT

CORBIN

DIETAZONA

Published By Robert Corbin

@ Ross Ceja

Dieta Zona: Pérdida De Peso Gradual Y Un Estilo

De Vida Saludable Para Una Gran Salud

All Right RESERVED

ISBN 978-87-94477-89-5

TABLE OF CONTENTS

tallarines Con Salmón, ... 1

Pappardelle la Setas Porcini 3

Risotto Con Pimientos 6

Cubierta Cremosa De Garbanzo 8

Dip De Crema Agridulce Y Vegetales 10

Batido De Naranja Y Piña 11

Envoltura De Bacon Y Huevo 12

Tortilla De Verduras Al Estilo Griego 14

Tortitas De Almendra 16

Gambas A La Mantequilla De Pimentón 18

Pollo Shawarma 20

Mezcla De Pavo Y Espárragos 22

Pescado Al Horno Mediterráneo Con Tomates Y
Alcaparras 24

Berenjena A La Brasa Al Estilo Griego 27

Cazuela De Patatas A La Egipcia 30

Albóndigas De Pavo Con Salsa De Yogurt Y Hierbas 34

Camarones Al Ajillo 38

Verduras Y Hongos Asados Al Estilo Italiano 40

Lomo De Cerdo Asado Rápido Y Fácil............................. 42

Rollos De Queso Y Jamón 44

Snacks De Carne En Taza 46

Pescado A La Cacerola 48

Ensalada Griega De Quínoa 49

Pollo Con Tomate Y Hierbas 52

Bolsillos De Queso Mozzarella 53

Champiñones Rellenos De Pesto 56

Crema Keto De Mantequilla 58

Recetas De Dieta Cetogénica Prediseñadas 60

Tortilla De Tomate Y Espinacas Con Queso 63

Frittata De Salchichas Keto.. 65

Copas De Huevo Con Bacon Y Cebolla Keto 67

Crispy Keto Corned Beef Hash Con Rábanos.................. 69

Ensalada De Alcachofas Baja En Proteínas 70

Ensalada De Langosta 73

Ensalada De Tocino Y Aguacate...................................... 75

Tortilla De Champiñones, Calabacines Y Espárragos...... 77

Salmón Al Horno Con Espárragos Hervidos.................... 80

Salmón Ahumado Con Mayonesa De Hierbas................ 82

Sartén De Mariscos 84

Sartén Picante De Verduras Con Salmón Envuelto En Tocino 86

Cacerola De Coliflor... 88

Crema De Leche De Coco Con Frutillas 89

Buñuelos De Coliflor.. 91

Pasta Con Sardinas La Receta Original De Sicilia 94

Risotto Piloto Original 97

Carbonara De Atún.. 99

Kebabs De Pollo... 101

Sándwich De Mozzarella Y Tomate 103

Lubina Mediterránea A La Plancha................................ 105

Tortitas De Trigo Sarraceno Y Suero De Mantequilla... 110

.... 111

Mezcla De Bayas Y Avena 112

Crepe De Chocolate Y Fresas 114

Receta De Pollo Y Arroz Español 116

Dip De Queso En Rebanadas Al Estilo Mediterráneo ... 120

Hummus 122

Pinchos Como Antipasto 124

Pimientos Rellenos De Cerdo Y Queso 126

Costillar De Cerdo A La Pimienta 128

Panza De Cerdo 130

Pasta Mediterránea 133

Ravioles Y Sopa De Vegetales 134

Ensalada De Pollo Al Pesto 136

Tarta De Queso Keto Con Arándanos 138

Snack De Ensalada Caprese 141

Pollo Asado Peruano Keto Y Salsa Verde 142

Puré De Coliflor Con Ajo Y Cebollino Bajo En Carbohidratos Y Sin Lácteos 146

Tallarines Con Salmón,

Ingredientes:

- 30ml de vino blanco
- 1 chalota
- Sal al gusto.
- Perejil al gusto
- 250 g de fideos
- 150 g de salmón ahumado
- 120 ml de nata líquida fresca
- Aceite de oliva virgen extra al gusto

Direcciones:

1. Tome una sartén muy grande. Rociar con aceite de oliva virgen extra y añadir un poco de chalota picada.

2. Freír a fuego lento. Cortar el salmón ahumado en lonchas muy finas. Colóquelo en una sartén y dore a fuego lento durante 3 minutos, agitándolo con frecuencia.
3. Hacia el final de la cocción, agregue el vino blanco y deje que se evapore. Apagar el fuego y extender la nata fresca por encima.
4. En este punto, llena una olla con agua y ponla en la estufa. Salar y verter los tagliatelle, para cocerlos al dente.
5. Cuando esté cocida, escurrir la pasta y verterla en la sartén con el salmón. Revuelva mientras se cocina a fuego lento.
6. Cuando todo parezca amalgamado, apagar y picar el perejil, para agregarlo. servir y disfrutar de su comida!

Pappardelle la Setas Porcini

Ingredientes:

- 1 diente de ajo
- Aceite de oliva virgen extra al gusto
- Pimienta negra al gusto
- 50 g de mantequilla
- 500 g de champiñones porcini
- Sal y perejil al gusto

Direcciones:

1. El primer paso es limpiar los hongos porcini de la tierra presente. Esta operación debe realizarse con un cuchillo útil para raspar el tallo, si está muy sucio es necesario limpiarlos con un paño húmedo.

2. No se recomienda lavar con agua corriente, pero debe hacerse rápidamente y luego secarse con un paño.
3. Si se lavan con agua corriente, de hecho, el riesgo es que pierdan sabor y consistencia.
4. Procedemos a la cocción de los champiñones: en una sartén derretimos la mantequilla y cuando estén cocidos añadimos un chorrito de aceite.
5. Cuando estén cocidos, añadir los hongos porcini y el diente de ajo entero o picado. Después de haber sazonado con sal y pimienta, continuar cocinando
6. Los champiñones durante unos 10 minutos. El ajo debe retirarse al final de la cocción si lo ha agregado entero.
7. Cuando los champiñones estén bien cocidos, picar el perejil y reservar en caliente. Ponga a hervir una olla grande de agua y vierta la pappardelle.

8. Las mejores pappardelle son las caseras, pero en el mercado las hay frescas listas por si te gusta más el sabor de la pasta fresca.
9. La pasta tiene un tiempo de cocción de 3 o 4 minutos, luego se escurre y se vierte directamente en la salsa con la adición de más perejil picado.
10. Alternativamente, puedes añadir unas hojas de menta para darle un toque extra de frescura al plato y un cucharón de agua de cocción si están demasiado secas.
11. Antes de servir, dar un queso rallado como el Parmigiano Reggiano y luego llevar a la mesa. ¡Disfrute de su comida!

Risotto Con Pimientos

Ingredientes:

- Caldo de vegetales
- 30 g de mantequilla
- 1/2 vaso de vino blanco
- Aceite de oliva virgen extra al gusto
- Pimienta según sea necesario. Sal al gusto.
- 380 g de arroz carnaroli
- 3 pimientos rojos grandes
- 1 cebolla
- 200 g de queso rallado, hojas de albahaca para decorar a gusto

Direcciones:

1. Calentar el caldo llevándolo a ebullición, mientras tanto, en una cazuela llena de agua, escaldar los pimientos durante unos 10 minutos.
2. También puede saltearlos después de limpiarlos para obtener un sabor aún más fuerte. Una vez listo, retira las semillas y las partes blancas, luego córtalos en trozos pequeños.
3. Mientras tanto, en la olla principal, cocinar el salteado con dos cucharadas de aceite, luego tostar el arroz y desglasar con media copa de vino blanco.
4. Poco a poco ir añadiendo el caldo, luego añadir los pimientos y cocinar el arroz hasta que esté al dente.
5. Apague el fuego y agregue la mantequilla y el queso, luego sirva con pimienta molida y una hoja de albahaca. ¡Disfrute de su comida!

Cubierta Cremosa De Garbanzo

Ingredientes:

Para untar:

- 1 cucharada de jugo de limón
- 1/4 cucharadita de sal
- 1/4 cucharadita de comino molido, opcional
- 7 1/2 onzas de garbanzos, guardados del Almuerzo del Día 1
- 2 cucharaditas de aceite de oliva
- 1 diente de ajo, picado

Para untar:

- 1 taza de brócoli
- 1 pimiento rojo, amarillo, naranja, en rodajas

Direcciones:

1. Prepare la salsa con antelación. Tome la mitad para la Merienda del Día 2 y guarde la mitad restante para la Merienda del Día 3.
2. Poner los garbanzos en un bol. Ligeramente con un tenedor, haga puré.
3. Añadir el resto de los Ingredientes: y mezclar hasta que la salsa alcance la consistencia deseada. Si se desea, mezcle los Ingredientes: con su procesador de alimentos.
4. Poner en un recipiente con una tapa hermética y llevar al trabajo junto con los floretes de brócoli y rodajas de pimiento.

Dip De Crema Agridulce Y Vegetales

Ingredientes:

- 1 cucharada de jarabe de arce ligero
- 1/4 cucharadita de extracto de vainilla
- Media taza de crema agria sin grasa (de un paquete de 8 onzas)

Para untar:

- 1 taza de ejotes frescos
- 10 tomates uva

Direcciones:

1. Mezclar todos los Ingredientes: para el dip. Servir con las habas y los tomates.

Batido De Naranja Y Piña

Ingredientes:

- 1/2 naranja dulce
- 6 onzas de yogur light
- Media taza de piña en trozos, enlatada y escurrida o fresca

Direcciones:

1. Poner todos los Ingredientes: en una licuadora o procesador de alimentos, agregar cubos de hielo hasta que la mezcla alcance la consistencia deseada.
2. Servir enseguida.

Envoltura De Bacon Y Huevo

Ingredientes:

- 2 lonchas de tocino canadiense cortado en dados
- 1/2 cucharadita de salsa de pimiento rojo picante
- 1/4 de cucharadita de pimienta negra
- Tortillas de trigo integral de 4x7 pulgadas
- 1 taza de sustituto del huevo, sin colesterol
- 1/4 taza de queso parmesano rallado
- 1 taza de hojas de espinacas tiernas

Direcciones:
1. Precaliente el horno a 325 grados F. Mezcle los primeros cinco Ingredientes: para hacer el relleno.

2. Vierta la mezcla en una fuente de vidrio de 9 pulgadas rociada con aceite en aerosol con sabor a mantequilla.
3. Hornear durante 15 minutos o hasta que el huevo cuaje. Retirar del horno. Colocar las tortillas un minuto en el horno.
4. Corte la mezcla de huevo horneado en cuartos. Coloca un cuarto en el centro de cada tortilla y cubre con ¼ de taza de espinacas.
5. Dobla la tortilla desde abajo hacia el centro y luego ambos lados hacia el centro para encerrarla. Servir inmediatamente.

-

Tortilla De Verduras Al Estilo Griego

Ingredientes:

- 250 g de portobello bebé en rodajas
- 32 g de cebolla finamente picada
- 125 g de espinacas tiernas frescas
- 45 g de queso feta desmenuzado
- 30 g de aceitunas maduras en rodajas
- 4 huevos grandes
- 30 ml de leche descremada
- 1,2 g de sal
- 15 ml de aceite de oliva, repartidos
- Pimienta recién molida

Direcciones:

1. Bata los tres primeros Ingredientes: . Calentar 2 cucharadas de aceite en una sartén antiadherente a fuego medioalto. Saltear las cebollas y los champiñones durante 56 minutos o hasta que se doren.
2. Añadir las espinacas y cocinar hasta que se marchiten. Retire la mezcla de la sartén.
3. En la misma sartén, calentar a fuego mediobajo el aceite restante.
4. Vierte la mezcla de huevo y, cuando empiece a cuajar, empuja los bordes hacia el centro para que la mezcla sin cocer fluya por debajo.
5. Cuando los huevos estén listos, pon la mezcla de verduras en un lado.
6. Espolvorear con aceitunas y queso feta y doblar el otro lado para cerrar. Cortar por la mitad y espolvorear con pimienta para servir.

Tortitas De Almendra

Ingredientes:

- 2,5 g de bicarbonato sódico
- 180 g de harina de trigo integral
- 62 g de harina de almendra
- 7,5 g de levadura en polvo
- 2,5 g de canela molida
- 250 ml de leche de almendras, sin azúcar y a temperatura ambiente
- 2 huevos grandes a temperatura ambiente
- 62 ml de aceite de coco derretido + más para engrasar
- 10 ml de miel cruda
- 2,5 g de sal marina fina

Direcciones:

1. Saca un bol grande y bate el aceite de coco, los huevos, la leche de almendras y la miel, mezclándolo todo bien.
2. Coge un bol mediano y tamiza la levadura en polvo, el bicarbonato, la harina de almendras, la sal marina, la harina integral y la canela. Mezcla bien.
3. Añadir la mezcla de harina a la de leche y batir bien.
4. Saca una sartén grande y engrásala con aceite de coco antes de ponerla a fuego medioalto. Añade la masa de las tortitas en medidas de ½ taza.
5. Para volver a engrasar la sartén, y cubra con fruta fresca si lo desea.

Gambas A La Mantequilla De Pimentón

-

Ingredientes:

- 16 ml de nata agria
- ½ kilo de langostinos tigre
- 16 ml de mantequilla
- 2 g de pimentón ahumado
- Sal y pimienta negra, al gusto

Direcciones:
1. Prepare el horno a 390F y engrase uniformemente una bandeja para hornear.
2. Mezcle todos los Ingredientes: en un bol o plato grande y páselos a la bandeja de horno.
3. Introducir en el horno y hornear durante unos 15 minutos.

4. Colocar las gambas al pimentón en una fuente y reservar para que se enfríen para la Direcciones: de la comida.
5. Dividir en 2 recipientes y cubrir con la tapa. Guardar en el frigorífico durante 12 días y recalentar en el microondas antes de servir.

Pollo Shawarma

Ingredientes:

- 1/4 cucharadita de ajo granulado
- 2,5 ml de cúrcuma
- 1/4 cucharadita de pimienta de jamaica molida
- 2 lb. De pechuga de pollo, cortada en tiras
- 5 ml de pimentón
- 5 ml de comino molido

Direcciones:

1. Sazona el pollo con las especias y un poco de sal y pimienta.
2. Vierta 8 gramos de caldo de pollo en la sartén.
3. Sella la sartén.
4. Elija un ajuste para aves de corral.

5. cocer bien durante 15 minutos.
6. Liberar la presión de forma natural. Servir acompañado de pan plano.

Mezcla De Pavo Y Espárragos

Ingredientes:

- 5 ml de albahaca seca
- 30 ml de aceite de oliva
- Una pizca de sal y pimienta negra
- ½ taza de salsa de tomate
- 1 manojo de espárragos, pelados y cortados por la mitad
- 1 pechuga de pavo grande, sin piel ni espinas y cortada en tiras
- 15 ml de cebollino picado

Direcciones:
1. Precalienta una sartén con aceite a fuego medioalto, coloca el pavo en ella y dóralo durante 4 minutos.

2. Poner los espárragos y el resto de los Ingredientes: excepto el cebollino, llevar a ebullición y cocer a fuego medio durante 25 minutos.
3. Añadir el cebollino, repartir la mezcla en los platos y servir.

Pescado Al Horno Mediterráneo Con Tomates Y Alcaparras

Ingredientes:

- Alcaparras 1 ½ cda.
- Sal y pimienta
- Pasas doradas 1/3 de taza
- Filete de pescado blanco 1 ½ lb.
- Jugo de ½ limón
- Cáscara de 1 limón
- Perejil fresco
- Aceite de oliva extra virgen 1/3 taza
- Cebolla roja pequeña 1, finamente picada
- Tomates grandes 2, cortados en cubos

- Ajo 10 dientes, picados

- Cilantro molido 1 ½ tsp.

- 1 cdta. de pimentón español dulce natural

- 1 cdta. de comino orgánico molido

- Pimienta de Cayena ½ tsp.

Direcciones:

1. Caliente el aceite de oliva a fuego medio en una cacerola.
2. Agregue las cebollas y sofría hasta que estén doradas, aproximadamente 3 minutos.
3. Agregue las pasas, alcaparras, pimienta, sal, especias, ajo y tomates.
4. Deje hervir, baje el fuego y cocine a fuego lento por 15 minutos más o menos.
5. Caliente el horno a 400F.
6. Sazone el pescado con sal y pimienta por ambos lados.

7. En el fondo de una fuente para hornear 9 1/2" x 13", vierta ½ de la salsa de tomate cocida.
8. Colocar el pescado encima, añadir el zumo de limón y bromear. Cubra con el resto de la salsa de tomate.
9. Hornee a 400°F durante 15 a 18 minutos, o hasta que el pescado esté cocido.
10. Retirar del fuego y decorar con perejil.

Berenjena A La Brasa Al Estilo Griego

Ingredientes:

- Ajo 6 dientes, picados

- Hojas de laurel 2

- Pimentón dulce 1 a 1 ½ tsp.

- 1 cdta. De cilantro molido

- Orégano seco 1 cdta.

- Canela molida ¾ tsp.

- Cúrcuma orgánica molida ½ tsp.

- Pimienta negra ½ tsp.

- Tomate picado 1 lata (28 onzas)

- Berenjena 1.5 lb. Cortada en cubos

- Sal

- Aceite de oliva extra virgen ¼ taza, y más si es necesario

- Cebolla amarilla 1 grande, picada

- Pimiento verde 1, sin corazón y cortado en cubitos

- Zanahoria 1, picada

- Garbanzos 2 latas (15 onzas), reservar el líquido

- Perejil y menta para adornar

Direcciones:

1. Caliente el horno a 400F.
2. Sazonar los cubos de berenjena con sal y colocarlos en un colador durante 20 minutos. Luego enjuague con agua y seque con palmaditas.
3. Caliente la taza de aceite de oliva en un recipiente grande.

4. Agregue la zanahoria, los pimientos y las cebollas.
5. Saltear durante 2 a 3 minutos.
6. Luego agregue sal, especias, laurel y ajo. Saltear durante 1 minuto.
7. Agregue los garbanzos con el líquido, el tomate y la berenjena. Revuelva para combinar.
8. Llevar a ebullición durante 10 minutos más o menos. Revuelva a menudo.
9. Luego remueva de la estufa y transfiera al horno.
10. Cocine en el horno sin tapar hasta que la berenjena esté completamente cocida, aproximadamente 45 minutos. Compruebe una vez durante la cocción si se necesita más líquido.
11. Retirar del horno y rociar con aceite de oliva.
12. Adorne con hierbas y sirva.

Cazuela De Patatas A La Egipcia

Ingredientes:

para la salsa de carne

- Pimentón dulce ½ tsp.

- Sal y pimienta

- Tomate pelado 1 lata (28 onzas)

- Agua ½ taza

- Aceite de oliva extra virgen 2 cdas.

- Cebolla amarilla picada 1 taza

- Ajo 3 dientes, picados

- Carne de res molida magra orgánica 1 lb.

- Pimienta inglesa molida 1 ½ tsp.

- Cilantro 1 ½ tsp.

Para las patatas

- Pimiento verde 1, sin corazón y cortado en tiras

- Sal y pimienta

- Pimienta de Jamaica ¾ tsp.

- Cilantro ¾ tsp.

- Agua

- Perejil fresco picado ½ taza

- Patatas doradas 1 ½ lb. Peladas y cortadas en trozos

- Zanahorias grandes 3, peladas y picadas

Direcciones:
1. Caliente el horno a 375F.
2. Calentar 2 cucharadas de aceite de oliva en una sartén.

3. Agregue la cebolla y sofría hasta que esté translúcida.
4. Luego agregue el ajo y cocine por 30 segundos.
5. Agregue la carne molida y sazone con sal, pimienta y especias.
6. Saltee hasta que se doren por completo.
7. Añadir agua y tomates pelados.
8. Lleve a ebullición, luego baje el fuego. Tape y cocine a fuego lento por 10 minutos.
9. Pruebe y ajuste la sazón.
10. Arregle los pimientos, las zanahorias y las papas en una bandeja para hornear de 9" x 13"
11. Sazone con cilantro, pimienta de Jamaica, sal y pimienta. Mezcle para combinar.
12. Añada ¾ taza de agua y cubra con la salsa de carne.
13. Cubrir con papel de aluminio y hornear durante 30 minutos. Luego retire el papel de

aluminio y hornee hasta que las papas estén tiernas, aproximadamente de 10 a 15 minutos.

14. Retirar del horno y cubrir con perejil.
15. Servir.

Albóndigas De Pavo Con Salsa De Yogurt Y Hierbas

Ingredientes:

Para las albóndigas

- 2 cucharadas de cebolla roja, picada
- 2 cucharadas de aceitunas negras, picadas
- 1 cucharada. Alcaparras
- 2 cucharadas. Perejil italiano, picado
- ½ cucharadita de orégano
- ¼ cucharadita de eneldo
- 1 c. De lentejas ya cocidas (negras o verdes)
- ½ lb. De pavo molido
- 2 huevos batidos
- 2/3 taza de migas de pan

- ½ c. De ricotta parcialmente desnatada
- ¼ c. De queso feta que se desmenuza
- ½ cucharadita de sal

Para el yogurt

- 1 c. De yogur griego (natural, sin grasa)
- 1 diente de ajo, picado
- ½ cucharadita de cebollino, fresco o seco
- 1 cucharadita de eneldo picado, fresco o seco
- 1 cucharadita de jugo de limón
- Sal y pimienta, tanto como se desee.

Direcciones:

1. Use un procesador de alimentos para pulir las lentejas cocidas hasta que tengan la consistencia de una papilla, luego sáquelas del

procesador de alimentos y colóquelas dentro de un tazón.

2. A continuación, agregue el resto de los Ingredientes: de la albóndiga a las lentejas aplastadas. Use sus manos, una espátula o una cuchara para mezclar todo a fondo. Deje reposar esta mezcla durante 15 minutos.

3. Caliente el horno y configúralo a 375 grados Fahrenheit. Prepare una bandeja para hornear con papel pergamino o spray antiadherente.

4. Forme 20 albóndigas a mano de la mezcla de albóndigas y colóquelas en la bandeja para hornear preparada. Pueden estar bastante juntos porque no se extienden mucho.

5. Coloque la hoja de albóndigas en el estante medio del horno caliente y hornee por 20 a 22 minutos. Deben ser dorados antes de sacarlos del horno. Permita que se enfríen fuera del horno.

6. Mientras las albóndigas se hornean, hacer que el yogur se sumerja.
7. Agregue todos los Ingredientes: de la salsa a un tazón pequeño y bátalos hasta que estén bien combinados. Cubra el recipiente y enfríe hasta que esté listo para servir.
8. Mantenga las albóndigas y el yogur en el refrigerador hasta que estén listos para servir. Las albóndigas se mantendrán durante 3 a 4 días, y la salsa se mantendrá durante 7 a 10 días.
9. ¡A Disfrutar!

Camarones Al Ajillo

Ingredientes:

- 1 libra de camarones grandes, desvenados y pelados
- 1 cucharadita de paprika
- ¼ de cucharadita de sal
- 1/8 de cucharadita de pimienta negra
- 2 cucharadas de jerez seco
- 1 ½ cucharada de jugo de limon
- 1/3 de taza de aceite de oliva extra virgen
- 4 dientes de ajo, picados
- ¼ de cucharadita de hojuelas de chile
- 2 cucharadas de perejil fresco, picado

Direcciones:

1. A una sartén grande para saltear, agregue el aceite, el ajo y las hojuelas de chile. Poner el calor debajo de la sartén a medio alto. Calentar el aceite con el ajo y el chile infundirá el aceite con estos sabores. Asegúrate de no dejar que el ajo se dore.
2. Después de que el aceite se caliente, coloque los camarones en la sartén y espolvoree la paprika, la sal y la pimienta sobre ellos. Revuelva la sartén con frecuencia mientras los camarones se cocinan durante dos minutos, hasta que comiencen a volverse rosados.
3. Agregue el jerez y el jugo de limón a la sartén. Continúe revolviendo y cocinando durante otros 23 minutos o hasta que los camarones estén bien cocidos y el líquido se haya reducido.
4. Espolvoree el perejil encima de los camarones y sirva. ¡A Disfrutar!

Verduras Y Hongos Asados Al Estilo Italiano

Ingredientes:

- 12 dientes de ajo, pelados
- 2 cucharadas de aceite de oliva extra virgen
- 1 cucharada de condimento italiano
- Sal y pimienta, tanto como se desee.
- 1 libra de hongos cremini, limpios
- 2 c. De coliflor, cortada en pequeñas florecillas.
- 2 c. de tomates coctel
- 1 T. de perejil fresco, picado

Direcciones:

1. Encienda el horno y ajústelo a 400 grados Fahrenheit.

2. Coloque todos los champiñones y verduras en un bol.
3. Luego incluya el aceite de oliva, el condimento italiano, la sal y la pimienta. Use una cuchara para tirar hasta que todos estos Ingredientes: se combinen suavemente.
4. Extienda el contenido del recipiente en una hoja para hornear y colóquelo en el horno caliente.
5. Deje que las verduras y los champiñones se asen durante 20 o 30 minutos.
6. Asegúrese de que los champiñones sean de color marrón dorado (pero que no estén quemados) y que la coliflor se pueda perforar fácilmente con un tenedor.
7. Espolvoree perejil fresco picado sobre el plato justo antes de servir.¡A Disfrutar!

Lomo De Cerdo Asado Rápido Y Fácil

Ingredientes:

- 1 cucharadita de sal.

- 3 libras de lomo de cerdo.

- 1 cucharada de grasa de tocino.

- 1 cucharadita de pimienta.

Direcciones:

1. Antes de empezar a cocinar, querrá seguir adelante y calentar su horno a 375°F.
2. Mientras el horno se calienta, saca tu bandeja de hornear y coloca suavemente el lomo de cerdo en el fondo. Una vez colocado, frote la sal y la pimienta por todos los lados. Asegúrese de que cada lado esté cubierto para ayudar a igualar el sabor sobre el lomo.
3. Por último, mete la fuente en el horno durante 1 hora. Al final de este tiempo, la

carne debe estar cocida a su gusto. Recuerde que querrá que la carne esté ligeramente poco hecha para aprovechar al máximo sus nutrientes.

4. Retire la carne del horno, déjela enfriar durante varios minutos y ya está lista para ser disfrutada.

Rollos De Queso Y Jamón

Ingredientes:

- 1 taza de jamón, cortado en dados.
- 50 g. de queso Cheddar rallado.
- 75 g. Queso Mozzarella rallado.
- 2 huevos.
- 50 g. de queso parmesano.

Direcciones:

1. Comience calentando su horno a 375°F.
2. Mientras el horno se calienta, saca un bol para mezclar y combina el huevo y los quesos rallados. Una vez sacados los grumos, puedes añadir también el jamón y darle a todo un buen revuelto.
3. Ahora, querrás sacar una bandeja para hornear y forrarla con papel pergamino.

Cuando esto esté en su lugar, dividir su mezcla en el papel de pergamino para 6 u 8 rollos.
4. Cuando esté listo, colóquelo en el horno y cocínelo durante unos 20 minutos. Al final, el queso debe crear una corteza marrón.
5. Si tiene este aspecto, sácalo del horno, deja que los rollups se enfríen y ¡disfruta de tu merienda rápida y fácil!

Snacks De Carne En Taza

Ingredientes:

- 6 huevos.

- 6 lonchas de jamón.

- 1 cucharadita de pimienta.

- 50 g. de queso cheddar rallado.

Direcciones:

1. ¿Buscando otro gran tentempié? Estos serán perfectos para el desayuno, el almuerzo o la cena! Comienza calentando el horno a 375°F. Mientras se calienta, puedes preparar esta receta sacando un molde para muffins y engrasándolo con mantequilla o grasa de tocino. Si quieres evitar el desorden, también puedes usar moldes de silicona para muffins.

2. Una vez listo, coge tus lonchas de jamón y forra cada hueco con ellas, colocándolas con cuidado en un fondo.
3. Cuando el jamón esté colocado, saca una sartén y revuelve los 6 huevos hasta que alcancen la consistencia deseada. Una vez cocidos, ve echando el revuelto en el molde para magdalenas y colócalo encima del jamón.
4. Para un toque final, espolvoree el huevo con un poco de queso cheddar rallado. En este punto, siéntase libre de sazonar estas tazas con sal y pimienta. Si no, ¡sabrán deliciosas sin ningún condimento!
5. Por último, mete el molde en el horno durante unos 10 minutos. Al final de este tiempo, el queso debería estar derretido y tener un bonito color dorado. Si tiene este aspecto, sácalo del horno, déjalo enfriar y ¡disfrútalo!

Pescado A La Cacerola

Ingredientes:

- 2 tazas de col rizada
- ½ taza de agua
- 2 cucharaditas de orégano
- 1 taza de aceitunas negras cortadas por la mitad sin carozo
- ½ kilo de pescado bacalao cortado en 4 porciones
- 2 cucharadas de aceite de olive
- 1 cebolla picada
- 1 diente de ajo picado
- 1 tomate cortado en cuadraditos
- Sal y pimienta a gusto

Direcciones:

1. En una sartén a fuego moderado cocine la cebolla, el ajo y el aceite de oliva por unos minutos. Condimente con sal y pimienta. Agregue l tomate, el col rizado y el agua. Mezcle bien y luego agregue el orégano y las aceitunas
2. Prepare el pescado en otra fuente a gusto
3. Coloque el pescado en la sartén con el resto de los Ingredientes: y cocine por unos 10 minutos
4. Agregue un poco más de orégano y un poquito de aceite de oliva
5. Sirva inmediatamente

Ensalada Griega De Quínoa

Ingredientes:

- ½ taza de pepino cortado en cuadraditos

- ¼ taza de cebolla picada
- 2 cucharadas de aceitunas negras
- 1 cucharada de perejil picado
- 2 cucharadas de aceite d oliva
- 2 cucharadas de jugo de limón
- 2 tazas de agua
- 1 taza de quínoa
- 1 taza de col rizada
- ½ taza de tomates cherry
- Sal y pimienta a gusto

Direcciones:

1. Coloque el agua y la quínoa en una fuente y cocine hasta que hierva. Baje el fuego a mínimo y cocine hasta que el agua sea absorbida por la quínoa.

2. Coloque el resto de los Ingredientes: en un recipiente, agregue la quínoa
3. Sirva inmediatamente con el queso feta

Pollo Con Tomate Y Hierbas

Ingredientes:

- 150 gramos de tomate cortado en cuadraditos
- 1 pimiento rojo picado
- 1 calabacín cordado en rodajas
- 600 gramos de pechuga de pollo cortada en trocitos
- ½ taza de caldo de verduras

Direcciones:

1. Precalentar el horno a 190 C
2. Colocar el pollo en una sartén para horno y sazonar con sal y pimienta a gusto
3. Agregar todos los Ingredientes: en al fuente incluyendo el caldo de verduras
4. Cocinar por una hora
5. Servir con una porción de arroz

Bolsillos De Queso Mozzarella

Ingredientes:

- ¾ taza de harina de almendra

- 1 huevo grande

- 8 palitos de queso mozzarella enteros

- 1 ¾ taza de queso mozzarella

- 30 g de queso crema

- 1/2 taza de chicharrones triturados

Direcciones:
1. Rallar el queso mozzarella.
2. En un tazón para mezclar, agregue el queso crema, la harina de almendras y el queso mozzarella. Microondas a temperatura alta durante unos 30 segundos.

3. Añadir el huevo grande y luego mezclar todo. Me gusta usar una espátula de silicona porque no se adhiere a la masa.
4. Coloque la masa en un trozo de pergamino o papel encerado. Si la masa se queda un poco "húmeda", entonces prefiero usar papel encerado.
5. Coloque una segunda hoja de papel en la parte superior y luego extiéndala en forma de rectángulo.
6. Cortar el rectángulo en 8 rectángulos más pequeños.
7. Envuelve los trozos de masa alrededor de los palitos de queso. Tendrá que moldear la masa alrededor e incluso enrollarla un poco sobre la mesa para obtener la forma perfecta.
8. Enrollar los palitos de queso en las cáscaras de cerdo trituradas. Presione las cáscaras en la masa para que se peguen.

9. Hornee a 200º durante 2025 minutos. Se verán de color marrón y se extenderán un Poco en la bandeja.
10. Si desea que tengan una forma más parecida a los palitos de mozzarella, puede probar freírlos o colocarlos en el congelador durante 30 minutos antes de hornearlos.
11. Servir con salsa de tomate o marinara.

Champiñones Rellenos De Pesto

Ingredientes:

- 200 gramos de champiñones
- 300 gramos de tocino
- 80 gramos de queso crema
- 25 gramos de pesto de albahaca (puedes hacerla tu o comprarla ya hecha)

Direcciones:

1. Precaliente el horno a 190º grados de ventilación forzada.
2. Toma el queso crema y combínalo con el pesto de albahaca que prefieras.
3. Coloque las rebanadas de tocino en una tabla de cortar y córtelas por la mitad a lo largo. Esto le permite envolver el tocino en ambos sentidos alrededor de la seta.

4. Toma los champiñones y pélalos y quítalos a todos. Los tallos deben quitarse fácilmente.
5. Cuando se haya retirado el tallo, coloque una cucharada del pesto y la mezcla de queso crema en el hongo.
6. Repita este proceso hasta que se hayan llenado todas las setas.
7. Toma una media rebanada de tocino y envuélvela alrededor de la seta.
8. Tome la otra media rebanada de tocino rayado y envuelva alrededor del hongo en la dirección opuesta para que el hongo quede bien cubierto. Repita para todos los champiñones.
9. Coloque todos los champiñones en un plato a prueba de horno y colóquelos en el horno hasta que el tocino tenga un bonito color marrón dorado y el tocino esté crujiente.
10. Esto debería tomar entre 20 y 30 minutos, dependiendo del tamaño de sus hongos.

11. Mantenga un ojo en los champiñones, ya que no deben cocinar demasiado si son pequeños. Los champiñones más grandes tardarán un poco más en cocinarse.

Crema Keto De Mantequilla

Ingredientes:

- 2 cdta. extracto de vainilla
- 1½ cdta. canela molida
- 225 g mantequilla sin sal, a temperatura ambiente
- 2 cdta. (4 8 g cacao en polvo

Direcciones:
1. Dorar ¼ de la mantequilla en una cacerola pequeña hasta que se vuelva de color ámbar, pero sin quemarla.

2. Echar la mantequilla dorada en un vaso y añadir poco a poco el resto de la mantequilla, batiéndola con una batidora de mano hasta que quede esponjosa.

Recetas De Dieta Cetogénica Prediseñadas

Ingredientes:

- 4 huevos enteros de corral medianos
- ½ taza de leche entera
- 2 onzas de queso Feta desmenuzado
- ¼ de taza de queso parmesano rallado
- ½ taza de queso Mozzarella rallado
- 1 cucharadita de manteca
- 1 taza de champiñones Crimini frescos rebanados
- ½ cucharadita de ajo fresco picado
- 1 bolsa (9 onzas) de espinacas frescas, picadas
- Sal de mesa y pimienta negra, al gusto

Direcciones:

1. Precaliente un horno a una temperatura de 350°F. Engrase ligeramente un molde para pastel con ghee y coloque aparte.
2. Bate bien los huevos en un bol, mézclalos con la leche y el queso parmesano rallado y bate hasta que esté bien incorporado. Dejar de lado.
3. Aplique fuego medioalto en una sartén y el aceite. Una vez que el aceite esté caliente, añadir el champiñón y ajo y sazone al gusto con sal y pimienta. Saltee durante unos 5 a 6 minutos o hasta que el los champiñones están tiernos. Retire la sartén del fuego y reserve.
4. Coloque las espinacas picadas en el molde para pastel engrasado y coloque los champiñones encima. Agregar el queso feta, vierta la mezcla de huevo y cubra completamente los demás Ingredientes: .

Colocar el queso mozzarella rallado uniformemente encima y colóquelo en una bandeja para hornear. Cocerlo en el horno durante unos

5. 40 a 45 minutos o hasta que el queso se haya derretido y ligeramente dorado.
6. Retirar del horno y dejar reposar 5 minutos antes de servir.

Tortilla De Tomate Y Espinacas Con Queso

Ingredientes:

- 1 taza de espinacas frescas
- 6 piezas de tomates cherry, cortados en cubitos
- 1 cucharada de mantequilla
- 4 huevos enteros de corral medianos, batidos
- ½ taza de requesón
- ½ taza de cebolla blanca picada
- Sal y pimienta para probar

Direcciones:

1. Agrega la mantequilla en una sartén y aplica a fuego medio.

2. Cuando la mantequilla se haya derretido, saltear las cebollas hasta que estén blandas y vierta los huevos batidos.
3. Cocine por unos 3 minutos o hasta el fondo parte es ligeramente marrón.
4. Agregue el queso, las espinacas y los tomates en un lado del huevo y sazone al gusto con sal y pimienta Levanta con cuidado el otro lado de la tortilla y dale la vuelta para cubrir las verduras.
5. Reduzca el fuego a bajo y cocine durante unos 2 minutos.
6. Deslice la tortilla en un plato para servir y sirva con queso extra encima.

Frittata De Salchichas Keto

Ingredientes:

- 8 huevos grandes
- 1/4 de taza de agua
- 1/2 cucharadita de sal kosher
- 1/4 cucharadita de pimienta negra molida
- 16 onzas de salchicha italiana (yo usé picante)
- 2 cucharadas de alcaparras escurridas
- 1/4 de taza de tomates secos picados
- 2 cucharadas de albahaca fresca picada, y más para decorar si se desea

Direcciones:

1. Precalentar el horno a 375 grados Fahrenheit.

2. Cocinar la salchicha en una sartén de 10 pulgadas apta para el horno (ver notas) a fuego medio durante 5 minutos, removiendo para que se rompa en trozos pequeños.
3. Añadir las alcaparras y los tomates secos, y cocinar durante 2 minutos más.
4. Bata los huevos, el agua, la sal, la pimienta y la albahaca en un bol grande.
5. Vierta la mezcla de huevos sobre la mezcla de salchichas.
6. Hornear durante 25 minutos, o hasta que esté firme.
7. Retirar y enfriar ligeramente antes de cortar y servir con albahaca picada adicional si se desea.

Copas De Huevo Con Bacon Y Cebolla Keto

Ingredientes:

- 1/2 cucharadita de sal kosher
- 1/4 cucharadita de pimienta negra molida
- 10 huevos grandes
- 1/2 taza de cebolla amarilla picada
- 6 rebanadas de tocino crudo, picado
- 1/4 de taza de agua

Direcciones:

1. Precalentar el horno a 375 grados Fahrenheit.
2. Combine la cebolla, el tocino, la sal y la pimienta en una sartén grande.
3. Cocinar a fuego medio durante 10 minutos, o hasta que las cebollas y el tocino estén dorados.

4. En un tazón grande, bata los huevos y el agua hasta que estén completamente combinados.
5. Dividir la mezcla de tocino y cebolla entre 12 moldes para muffins de tamaño estándar en un molde antiadherente para muffins (o utilizar forros de aluminio o silicona).
6. Remover la mezcla alrededor de los lados del molde para engrasar los bordes.
7. Vierta la mezcla de huevo en los moldes.
8. Hornee durante 20 minutos o hasta que estén firmes.
9. Sacar y enfriar ligeramente antes de servir.
10. Conservar en un recipiente hermético en el frigorífico hasta una semana, o en el congelador hasta 3 meses.
11. Recalentar en el microondas de 30 segundos a 1 minuto antes de servir.

Crispy Keto Corned Beef Hash Con Rábanos

Ingredientes:

- 1/2 cucharadita de sal kosher
- 1/4 cucharadita de pimienta negra molida
- 1/2 cucharadita de orégano seco (mexicano si lo tiene)
- 1/4 cucharadita de ajo en polvo
- 1 cucharada de aceite de oliva
- 1/4 de taza de cebollas picadas
- 1 taza de rábanos, cortados en dados de 1/4 de pulgada
- 1 lata de doce onzas de carne en conserva o 1 taza de carne en conserva finamente picada, envasada

Direcciones:

1. Calienta el aceite de oliva en una sartén grande y añade las cebollas, los rábanos, la sal y la pimienta.
2. Saltear las cebollas y los rábanos a fuego medio durante 5 minutos o hasta que se ablanden.
3. Añadir el orégano, el ajo en polvo y la carne en conserva a la sartén y remover bien hasta que se combinen.
4. Cocinar a fuego lento o medio, removiendo de vez en cuando, durante 10 minutos o hasta que los rábanos estén blandos y empiecen a dorarse.
5. Presione la mezcla en el fondo de la sartén y cocine a fuego alto durante 23 minutos o hasta que el fondo esté crujiente y dorado.
6. Servir caliente.

Ensalada De Alcachofas Baja En Proteínas

Ingredientes:

- 2 cucharaditas de vinagre balsámico, sin azúcar
- 2 cucharada de eneldo picado
- ½ cucharadita de sal
- ¼ cucharadita de pimienta negra
- 2 cucharada de alcaparras
- 6 alcachofas bebé
- 6 tazas de agua
- 1 cucharada de jugo de limón
- ¼ taza de pimientos cherry, cortados por la mitad
- ¼ taza de aceitunas sin hueso, en rodajas
- ¼ taza de aceite de oliva

- ¼ cucharadita de cáscara de limón

- ¼ cucharadita de salmuera de alcaparras

Direcciones:

1. Combine el agua y la sal en una olla a fuego medio. Recortar y cortar a la mitad las alcachofas y añadir a la olla.
2. Deje que hierva, baje el fuego y deje cocer a fuego lento durante 20 minutos hasta que esté blando.
3. Mientras tanto combine el resto de los Ingredientes: , excepto las aceitunas, en un tazón.
4. Escurra y coloque las alcachofas en un plato de servir.
5. Vierta la mezcla preparada. Mezcle para combinar bien.
6. Servir rematado con las aceitunas.

Ensalada De Langosta

Ingredientes:

- 5 tazas de florecillas de coliflor
- ⅓ taza de apio picado
- ½ taza de aceitunas negras en rodajas
- 2 tazas de camarones grandes cocidos
- 1 cucharada de eneldo, picado

Vendaje

- ¼ cucharadita de semillas de apio
- Una pizca de pimienta negra
- 2 cucharadas de jugo de limón
- 2 cucharaditas de edulcorante
- ½ taza de mayonesa

- 1 cucharadita de vinagre de manzana

- Sal al gusto

Direcciones:

1. Combine la coliflor, el apio, los camarones y el eneldo en un tazón grande.
2. Mezcle la mayonesa, el vinagre, las semillas de apio, el edulcorante y el jugo de limón en otro tazón. Sazonar con sal al gusto.
3. Vierta el aderezo sobre la ensalada y mezcle suavemente para combinar.
4. Refrigere por una hora. Servir frio cubierto con aceitunas y disfrutar.

Ensalada De Tocino Y Aguacate

Ingredientes:

- 4 rebanadas de tocino cocidas, desmenuzadas
- 2 tazas de espinacas
- 2 cabezas de lechuga pequeñas, picadas
- 2 aguacates grandes, 1 picado y 1 cortado
- 1 cebolla de primavera, en rodajas
- 2 huevos duros, picados

Vinagreta

- 3 cucharadas de aceite de oliva
- 1 cucharadita de mostaza Dijon
- 1 cucharada de vinagre de manzana

Direcciones:

1. Combine la espinaca, la lechuga, los huevos, los aguacates picados y la cebolla tierna en un tazón grande.
2. Bata los Ingredientes: de la vinagreta en otro tazón.
3. Vierta el aderezo encima. Mezcle para combinar. Cubra con el aguacate en rodajas y el tocino.
4. ¡Servir y disfrutar!

Tortilla De Champiñones, Calabacines Y Espárragos

Ingredientes:

- 4 champiñones
- ½ cebolla
- 1 Cucharada de queso parmesano
- Cucharada de queso parmesano rallado
- Albahaca fresca
- 4 huevos
- 5 flores de calabaza
- 2 espárragos
- Nueces de mantequilla ghee
- Sal y pimienta

Direcciones:

1. Limpiar los champiñones quitándoles la parte sucia del tallo y cortarlos en rodajas de medio centímetro, cortar la cebolla en juliana y dorarla en una sartén a fuego moderado, añadir los champiñones y cocinarlos unos minutos tapados.
2. Pela los tallos de los espárragos y córtalos en trozos como prefieras, redondos o bastones de 23 cm. Cuece los espárragos al vapor durante unos 7 min.
3. Limpiar las flores de calabaza retirando el pistilo interior y cortarlas por la mitad a lo largo.
4. Batir los huevos en un bol junto con la sal, la pimienta, el queso parmesano y las hojas de albahaca.
5. Añada los espárragos a las setas en la sartén y, a continuación, vierta los huevos batidos.

6. Encima de los huevos, coloque las flores de calabaza de manera uniforme y, a continuación, reduzca el fuego a bajo y tape.
7. Cocer hasta que el huevo esté cuajado, dar la vuelta a la tortilla con la ayuda de un plato y servir caliente con un poco de queso parmesano rallado.
8. La tortilla también queda estupenda con corazones de alcachofa en lugar de espárragos o sustituyendo los champiñones por setas porcini, ¡pruébalo!

Salmón Al Horno Con Espárragos Hervidos

Ingredientes:

- pimienta negra y sal
- zumo de limón
- un pequeño manojo de perejil picado
- unas hojas de albahaca picadas
- 2 filetes de salmón
- 400 g de espárragos frescos
- 2 dientes de ajo picados (si se desea)
- 4 cucharadas de aceite evo

Direcciones:

1. Primero prepare la marinada mezclando los dientes de ajo picados con las cucharadas de

aceite, la albahaca, la pimienta negra y la sal, el zumo de limón y el perejil picado.
2. Cubra los filetes de salmón con la marinada y déjelos en el frigorífico durante al menos una hora, dándoles la vuelta de vez en cuando.
3. Colocar los filetes sobre una hoja de papel sulfurizado, cubrirlos con la marinada y hornearlos durante unos 40 minutos en el horno precalentado a 180 grados.
4. Mientras tanto, mientras el salmón se cuece en el horno, cocer los espárragos durante unos 5 minutos hasta que se ablanden, y aliñarlos con aceite y limón.

Salmón Ahumado Con Mayonesa De Hierbas

Ingredientes:

para la mayonesa:

- 200 mililitros de aceite de girasol
- yema de huevo
- 1 cucharada de mostaza
- 1 cucharada de jugo de limón
- Sal de hierbas

para el salmón:

- 350 gramos de salmón ahumado
- 100 gramos de lechuga
- Un poco de jugo de limón
- Sal y pimienta

Direcciones:

1. Mezcla la mostaza con la yema de huevo en una licuadora, asegúrate de que todos los Ingredientes: estén a temperatura ambiente y no provengan directamente del refrigerador.
2. Agrega lenta y pacientemente el aceite hasta que la mayonesa vaya adquiriendo su consistencia.
3. Mezcla el jugo de limón y, opcionalmente, agrega un poco de sal de hierbas.
4. Lavas la lechuga y sécala con una ruleta para ensalada, sírvela en 4 platos y extiende la mayonesa sobre ella.
5. Pon el salmón sobre la ensalada y rocíalo con un poco de jugo de limón, sal y pimienta.
6. Sirve la mayonesa restante en un tazón.

Sartén De Mariscos

Ingredientes:

- 3 tomates grandes
- 150 gramos de champiñones
- 1 cebolla
- 2 dientes de ajo
- 2 cucharadas de aceite de oliva
- 250 gramos de mariscos mixtos
- 300 gramos de crema fresca
- Sal y pimienta

Direcciones:

1. Calienta el aceite de oliva en una sartén.

2. Pela y pica la cebolla y el ajo en trozos muy pequeños y deja que ambos se frían en la sartén.
3. Lava y corta los tomates y los champiñones en pedazos pequeños y ponlos también en la sartén.
4. Después de aproximadamente 3 o 4 minutos, agrega los mariscos y después de otros 2 minutos los retiras con la nata fresca.
5. Sazona todo con sal y pimienta, después de 4 minutos, la sartén estará lista para servir.

Sartén Picante De Verduras Con Salmón Envuelto En Tocino

Ingredientes:

- 1 cebolla grande
- 100 gramos de rebanadas de tocino
- 2 cucharadas de aceite de coco
- 50 gramos de parmesano
- 2 filetes de abadejo de 125 gramos con piel
- 250 gramos de brócoli
- 200 gramos de champiñones
- Sal y pimienta

Direcciones:

1. Calienta el aceite de coco en una sartén.

2. Envuelve los filetes de salmón con el tocino y déjalos dorar durante 3 a 4 minutos por cada lado.
3. Precaliente el horno a 180 ° C.
4. Lava y corta las verduras en trozos pequeños. Pica la cebolla hasta que quede finita.
5. Tan pronto como el pescado se cocine en el horno a 180 ° C durante 8 a 10 minutos, toma una sartén nueva, agrega un poco de aceite de coco y fríe las cebollas durante 3 a 4 minutos.
6. Cocina los champiñones y el brócoli ya preparado por 5 minutos.
7. Sazona todo con sal y pimienta y sirve el pescado después de sacarlo del horno junto con las verduras en 2 platos.

Cacerola De Coliflor

Ingredientes:

- 1 cucharada de harina de almendras
- 1 ½ taza de leche de almendras
- ¼ cucharadita de paprika
- Sal y pimienta a gusto
- 1 huevo batido
- 1 cucharada de manteca vegetariana
- 1 coliflor cortado en tocitos
- 1 ½ taza de queso vegetaranio

Direcciones:
1. Precalentar el horno a 200 c
2. Mientras tanto cocinar el coliflor

3. En una sartén a fuego moderado colocar la manteca y mezclarla con la harina de almendras por 1 minuto
4. Agregar la leche de almendras, la paprika, sal y pimienta gusto y mezclar bien
5. Reducir el fuego y cocinar por unos 10 minutos
6. Colocar el huevo batido en un recipiente y agregar la mezcla de a poco evitando que los huevos se cocinen rápidamente
7. Colocar en la sarten nuevamente y agregar ¼ taza de queso
8. Cuando se derrita el queso agregar el coliflor, mezclar y retirar del fuego
9. Colocar en una fuente para horno y rociar con el resto del queso
10. Cocinar al horno por unos 15 minutos

Crema De Leche De Coco Con Frutillas

Ingredientes:

- ½ taza de frutillas

- 1 lata de leche de coco

- 1 onza de almendras

Direcciones:

1. Coloque 1 lata de leche de coco en la heladera durante 1 noche.
2. No la mezcle antes de abrir. Abra la lata y tire el agua de la superficie y coloque la leche en un recipiente y mezcle con una cuchara o con una batidora de mano hasta que se forme una crema. Esta crema puede mantenerse en la heladera por 3 días.
3. Para el desayuno coloque en un recipiente las frutillas, las almendras y ½ taza de crema de leche de coco.

Buñuelos De Coliflor

Ingredientes:

- 56 gramos de queso vegetariano
- ¼ taza de harina de almendras
- 2 huevos
- 2 cucharadas de mantequilla vegetariana
- 280 gramos de floretes de coliflor
- Sal y pimienta a gusto

Direcciones:

1. Usando un procesador de alimentos o un rallador de caja, rallar las flores de coliflor. En un tazón, revuelva con sal hasta que esté bien mezclado.

2. Exprima la humedad de la coliflor rallada, desechando aproximadamente 3/4 de taza de líquido.
3. En un tazón, combine la mezcla de coliflor con queso, harina de almendras, huevos y pimienta, revolviendo hasta que esté bien mezclado.
4. Calienta una sartén a fuego medio durante unos minutos o hasta que esté caliente. Unte la mantequilla en la sartén mientras se derrite.
5. Para buñuelos gruesos (como se muestra en las fotos): coloque aproximadamente 1/4 de taza de la mezcla de coliflor en la sartén caliente y aplane con una espátula para formar un buñuelo de 34 pulgadas.
6. Cocine hasta que el fondo esté crujiente y dorado, aproximadamente 5 minutos, luego voltee cuidadosamente para cocinar el otro

lado. Transfiera a un plato forrado con toallas de papel para drenar.

Pasta Con Sardinas La Receta Original De Sicilia

Ingredientes:

- 1 cebolla blanca grande
- 2 sobre de azafrán
- 200 g de hinojo silvestre
- 30 g de almendras picadas
- 30 g de piñones, 30 g de pasas
- pan rallado al gusto, aceite de oliva al gusto
- 320 g de espaguetis
- 500 g de sardinas frescas
- 4 anchoas
- Sal al gusto. pimienta según sea necesario.

Direcciones:

1. Empiece por limpiar bien las sardinas: ábrelas como un libro después de quitarles la cabeza y el hueso, luego pásalas bajo el chorro de agua para limpiarlas bien. Una vez listos, déjalos a un lado.
2. Ahora remoja las pasas. Mientras tanto, en una olla grande, cocine la cebolla con las anchoas y un chorrito de aceite hasta que las anchoas se disuelvan por completo.
3. Mientras tanto, disuelva el azafrán en un poco de agua y agréguese al resto de los Ingredientes: . Es hora de sardinas y pasas.
4. Volteamos todo bien, añadimos las almendras y los piñones y dejamos reposar 5 minutos a fuego mediobajo.
5. Mientras tanto, hervir el hinojo en una olla llena de agua durante unos dos minutos, luego escurrir y reservar.
6. Una vez frío, exprimirlo y cortarlo finamente, luego agregarlo a la salsa de cocción,

ajustando la sal al gusto (¡al gusto!) y agregando una buena pimienta negra rallada. Sumergir la pasta en el agua donde blanqueaste el hinojo silvestre y luego, cuando esté casi cocida, terminarla en una sartén con un cucharón de agua de cocción.

7. Aparte, tostar el pan rallado y, una vez lista la pasta, completar el plato con un buen espolvoreado. Tu pasta con sardinas frescas e hinojo silvestre está lista: ¡disfruta tu comida!

Risotto Piloto Original

Ingredientes:

- 100 g de grana padano

- 1 cebolla, sal al gusto.

- 600 ml de agua, 350 g de arroz Carnaroli

- 300 g de salchicha, 80 g de mantequilla

Direcciones:
1. Primero, hierve el agua en una cacerola y agregue la sal. Usando un embudo, vierte el arroz en el centro formando una pirámide. La punta debe sobresalir un par de centímetros de la superficie del agua: si hay más, añadir
2. más líquido, si queda menos sacar un poco con ayuda del cucharón. Cocine a fuego medio durante 12 minutos sin remover el arroz, solo moviendo la olla de vez en cuando.

3. En este punto, apaga el fuego, cubre el arroz con un paño limpio y lavado sin detergente ni suavizante, tapa y deja reposar de 10 a 15 minutos. El arroz terminará de cocinarse de esta manera.
4. Mientras tanto, pica finamente la cebolla y dorarla en una sartén con la mantequilla. Luego agregar la salchicha pelada con las manos y dorar a fuego alto.
5. Una vez listo, añádelo al arroz junto con la mitad del queso parmesano, mezclando bien.
6. Distribuir en platos y servir, completando con el queso parmesano restante. ¡Disfrute de su comida!

Carbonara De Atún

Ingredientes:

- 100 g de queso parmesano rallado
- 1 huevo + 3 yemas
- aceite de oliva virgen extra al gusto
- 400 g de espaguetis
- 300 g de atún
- Sal y pimienta para probar.

Direcciones:

1. Comience a hervir el agua y luego agregue un poco de sal gruesa. Moja la pasta (nosotros elegimos espagueti, pero claro puedes usar lo que quieras).

2. Mientras se cocina la pasta, en una sartén aparte, calentar un poco de aceite y añadir los filetes de atún.
3. Deben quemarse, no pasarse. Pasados unos 5 minutos, trocea bien el atún y sazona con sal y pimienta.
4. En un tazón combina los huevos, el queso rallado, el aceite, la sal y la pimienta.
5. Mezclar bien con un tenedor hasta que la mezcla esté espumosa y homogénea.
6. Escurrir la pasta al dente y ponerla en una sartén con el atún. Dorar durante un par de minutos, luego retirar del fuego.
7. Recién llegados a este punto añadimos la mezcla con los huevos y mezclamos muy rápido, antes de llevarla a la mesa y servir caliente. ¡Disfrute de su comida!

Kebabs De Pollo

Ingredientes:

- Un cuarto de taza de cebolla blanca, guardada del Almuerzo del Día 1

- Un cuarto de taza de pimiento, guardado del Almuerzo del Día 1

- 10 tomates uva

- 1 pieza de Pita de trigo integral de 6 pulgadas

- 4 onzas de pechuga de pollo, crudo, cortado en trozos pequeños

- Un cuarto de taza de aderezo italiano, libre de grasa

- 2 cucharadas de humus

Direcciones:

1. Poner los trozos de pollo en un tazón. Agregue el aderezo italiano y mezcle bien. Transfiera el tazón al refrigerador y déjelo marinar durante al menos 30 minutos o toda la noche.
2. Cortar el pimiento verde guardado y la cebolla blanca en trozos.
3. Lave y limpie los tomates cherry.
4. Alterne los tomates cherry, el pimiento verde, la cebolla blanca y el pollo marinado en los pinchos y la parrilla hasta que el pollo esté cocido.
5. Cuando los kebabs estén a la parrilla, ase la pita hasta que estén tostados. Cepille la pita tostada con 2 cucharadas de humus.
6. Sirva el kebab con la paleta de leche de pita y fresa (vea los postres).

Sándwich De Mozzarella Y Tomate

Ingredientes:

- Un tercio de taza de queso mozzarella con 33% de grasa reducida, rallado
- 2 tomates rojos grandes
- 1 pieza rollo de baguette francés de 6 pulgadas (3 pulgadas de diámetro)
- Orégano seco y albahaca seca, para rociar, opcional

Direcciones:

1. De manera longitudinal, rebana la baguette francesa en dos mitades. Divida el queso entre las dos mitades, espolvoreando sobre los lados cortados.
2. Poner el pan en un horno y hornéelas a 250F durante 46 minutos o hasta que el queso se esté empezando a derretir.

3. Mientras tanto, cortar los tomates en rodajas de 1/2 pulgada.
4. Retire del horno la baguette tostada. Si se desea, espolvorear con orégano seco y albahaca seca. Cubra con las rodajas de tomates. Servir.
5. Servir con 1 paleta de leche de fresa reservada para el postre.

Lubina Mediterránea A La Plancha

Ingredientes:

- 1/2 cucharadita de cilantro molido
- 1/2 más 1/4 cucharadita de sal
- 1 lubina entera
- 1/8 cucharadita de pimienta negra molida
- 1 ramita de orégano de buen tamaño
- Plus 1/2 limón
- 1 1/2 cucharadas de aceite de oliva
- 1/2 cucharada de hojas de orégano fresco, picado

Para servir:

- 1/2 bolsa de rúcula bebé, guarde la otra mitad para el Almuerzo del Día 4

- 1 oreja de maíz
- 1 taza de arvejas con azúcar, cocidas
- 2 cucharaditas de margarina ligera libre de grasas trans

Direcciones:

1. Precaliente una parrilla de gas o prepare una fogata de carbón para asar directamente a fuego medio.
2. Mientras tanto, de 1 limón, rallar 1 cucharada de cáscara y exprimir 2 cucharadas de jugo. La mitad de 1/2 limón cortado en gajos y la otra mitad en rodajas.
3. En un tazón de tamaño pequeño, mezcle el cilantro, las hojas de orégano picadas, el aceite de oliva, la cáscara de limón y el jugo y 1/4 de cucharadita de sal.
4. Lave la lubina y séquela con toallas de papel. Usando un cuchillo afilado, cortar 3 barras a ambos lados del pescado.

5. Rocíe el exterior y el interior del pescado con la pimienta y la sal restante. Coloque las ramitas de orégano y las rodajas de limón dentro de la cavidad del pescado.
6. Poner el pescado en un recipiente para hornear de vidrio de 9x13 pulgadas. Frote el exterior del pescado con 1/2 de la mezcla de aceite de oliva. Deje el pescado reposar durante 15 minutos a temperatura ambiente. Reservar el resto de la mezcla de aceite de oliva para rociar sobre el pescado cocido.
7. Engrase ligeramente la rejilla de la parrilla y coloque el pescado en la bandeja caliente. Cubra y asa el pescado durante aproximadamente 1214 minutos o hasta que el pescado esté cocido y opaco por completo. El pez está listo cuando la parte más gruesa se descascara fácilmente cuando se prueba con un tenedor. Gire el pescado una vez durante la Direcciones: .

8. Para servir, poner el pescado sobre una tabla de cortar. Usando un cuchillo, moviéndose de la cabeza a la cola, corte a lo largo de la espina dorsal del pez. Deslice un servidor de pastel completo o una espátula de metal debajo de la sección frontal del filete superior y levántelo de la columna vertebral. Pasar a un plato para servir.
9. Saque con cuidado las costillas y la columna vertebral del resto del filete. Deseche los huesos. Transfiera el filete inferior a un recipiente con tapa y reserve para el almuerzo del día 4.
10. Rocíe los dos filetes con la mezcla restante de aceite de oliva. Sirva el filete superior con rodajas de limón. Refrigere el filete inferior.
11. Servir el filete con la rúcula bebé.
12. Mezcle el maíz y los frijoles dulces con la margarina y sirva a un lado.

13. Disfrute 1 barra de jugo de fruta congelada para el postre.

Tortitas De Trigo Sarraceno Y Suero De Mantequilla

Ingredientes:

- 10 g de levadura en polvo
- 5 g de azúcar moreno
- 30 ml de aceite de oliva
- 2 huevos grandes
- 62,5 g de harina de trigo sarraceno
- 62 g de harina común
- 125 ml de suero de leche reducido en grasas

Direcciones:

1. Mezclar los cuatro primeros Ingredientes: en un cuenco. Añada el aceite, el suero de leche y los huevos y mézclelo todo bien. Poner una

sartén o plancha a fuego medio y rociar con spray antiadherente.

2. Vierta ¼ de taza de la masa sobre la sartén y cocine durante 12 minutos por cada lado o hasta que se doren. Sírvalos inmediatamente.

Mezcla De Bayas Y Avena

Ingredientes:

- 2,5 ml de canela molida
- Crema
- 90 g de leche descremada
- 45 g de sustituto del azúcar a base de sucralosa
- 2,5 ml de extracto de vainilla
- 2,5 ml de extracto de almendra
- 250 ml de agua
- 125 g de avena de cocción rápida
- 15 g de sustituto del azúcar a base de sucralosa
- 1,2 g de sal

- 180 g de arándanos frescos o congelados y descongelados

- 62 g de frambuesas frescas o congeladas y descongeladas

Direcciones:

1. Hervir agua a fuego fuerte e incorporar la avena. Reducir el fuego a medio mientras se cuece la avena, sin tapar, durante 2 minutos o hasta que espese.
2. Retire del fuego e incorpore el sustituto del azúcar, la sal y la canela.
3. En un bol mediano, mezclar todos los Ingredientes: de la crema hasta obtener una mezcla homogénea.
4. Repartir los copos de avena cocidos en 4 porciones iguales y verter la crema dulce por encima. Cubra con las bayas y sirva.

Crepe De Chocolate Y Fresas

Ingredientes:

- 45 g de azúcar
- 45 g de cacao en polvo sin azúcar
- 15 ml de mantequilla derretida fría
- 2,5 g de sal
- 10 ml de aceite de canola
- 45 g de fresa para untar
- 400 g de fresas congeladas o frescas descongeladas en rodajas
- 62 g de crema batida descongelada sin grasa
- Hojas de menta fresca (si se desea)
- 125 g de harina integral de trigo

- 90 ml de leche desnatada (1%)

- 2 claras de huevo

- 2 huevo

Direcciones:

1. Bata los ocho primeros Ingredientes: en un bol grande hasta obtener una mezcla homogénea.
2. Unte ¼ de cucharadita de aceite en una sartén antiadherente de tamaño pequeño a fuego medio. Vierta ¼ de taza de la masa en el centro y gire para cubrir la sartén con la masa.
3. Cocer durante un minuto o hasta que la crêpe se vuelva opaca y los bordes se sequen.
4. Dar la vuelta por el otro lado y cocinar durante medio minuto más. Repita el proceso con el resto de la mezcla y el aceite.

Receta De Pollo Y Arroz Español

Ingredientes:

para el pollo

- Pimiento verde 1 grande, sin corazón, picado

- Cebolla roja 1 mediana, pelada y picada

- Ajo 2 dientes, pelados y machacados

- Tomate maduro grande 1, picado

- 3 cucharadas de salsa de tomate

- Arroz de grano medio 1 taza ½ (remojado 15 minutos, luego escurrido)

- Muslos de pollo 4, con hueso, con piel (seco)

- Baquetas de pollo 4, con piel (seco)

- Aceite de oliva

- Chorizo a granel sin tripa de 12 oz.

- Caldo de pollo 3 tazas

Para el aliño de especias

- Pimentón ahumado 1 cda.
- 4 cucharadita de ajo en polvo
- Sal 1 cdta.
- Pimienta negra 1 cdta.
- Pimienta de Cayena ½ tsp.

Direcciones:

1. Mezclar los Ingredientes: de las especias en un bol.
2. Frotar el pollo con las especias. Además, frote bajo la piel.
3. Caliente 1 cucharada de aceite de oliva en una sartén honda.
4. Agregue el pollo y dore profundamente por ambos lados. Retirar y reservar.

5. Añadir el chorizo en una sartén. Cocine hasta que se doren, unos 10 minutos.
6. Añadir los pimientos verdes y cocinar otros 5 minutos. Revuelva ocasionalmente.
7. Añada el caldo de pollo, la pasta de tomate, el tomate picado, el ajo, las cebollas y el pollo dorado de nuevo a la sartén.
8. Lleve a ebullición y baje el fuego a medio y tape.
9. Cocine por 25 minutos.
10. Destape y retire el pollo.
11. Agregue el arroz al líquido de cocción y cocine de 1 a 2 minutos, sin tapar.
12. Ahora agregue el pollo de nuevo encima del arroz.
13. Baje el fuego y cubra la sartén.
14. Cocine hasta que el arroz esté completamente cocido, de 20 a 25 minutos.
15. Apague el fuego y mantenga la sartén tapada durante 10 minutos.

16. Servir.

Dip De Queso En Rebanadas Al Estilo Mediterráneo

Ingredientes:

- Miel 1 cdta.

- Pepino persa 1, picado

- Jalapeño 1, picado

- Bocaditos de tomate secados al sol ¾ de taza

- Hojas de albahaca 10, rotas

- Queso en rebanadas 8 a 10 oz. desmenuzado

- Queso crema 3 oz. a temperatura ambiente

- Aceite de oliva 3 cdas.

- Cebollino picado 1 ½ cda.

Direcciones:

1. En un recipiente, coloque la miel, 1 cucharada de aceite de oliva, queso crema y queso en rebanadas. Mezclar para combinar.
2. Añada 2 cucharadas de aceite de oliva y el resto de los Ingredientes: . Combinar.
3. Transfiera la salsa de queso en rebanadas a un recipiente para servir.
4. Sirva con papas fritas de pita o pan.

Hummus

Ingredientes:

- Sal ½ tsp.

- Jugo de 1 limón

- Agua caliente si es necesario

- Aceite de oliva extra virgen

- Garbanzos cocidos 3 tazas, pelados

- Ajo 1 a 2 dientes, picados

- Cubitos de hielo 3 a 4

- Pasta de tahini 1/3 taza

- Zumaque

Direcciones:

1. Pula el ajo picado y los garbanzos en un procesador de alimentos hasta que se forme una mezcla similar al polvo.
2. Mantenga el procesador en funcionamiento y agregue jugo de limón, sal, tahini y cubitos de hielo. Licuar durante unos 4 minutos. Mezcle hasta obtener una mezcla homogénea. Añada un poco de agua caliente si es necesario.
3. Untar en un recipiente para servir y rociar con aceite de oliva.
4. Espolvoree el zumaque y disfrútelo con verduras o trozos de pita.

Pinchos Como Antipasto

Ingredientes:

- bolitas de queso mozzarella
- Rebanadas pequeñas y gruesas de salami
- aceitunas verdes rellenas de pimiento
- mitades de pimientos cherry cortados (6 pimientos, cortados por la mitad)
- 12 de cada uno de los siguientes
- aceitunas kalamata, picadas
- pimientos pequeños de pepperoncini

Direcciones:
1. Utilice 12 pinchos de 7 pulgadas. Pegue uno de cada componente en cada pincho en el orden que desee.

2. Guarde los pinchos en el refrigerador hasta que estén listos para servir. Estos se pueden almacenar hasta por un día.
3. ¡Servir y a disfrutar!

Pimientos Rellenos De Cerdo Y Queso

Ingredientes:

- 1 taza de salsa marinara.

- 1/2 taza de queso cheddar rallado.

- 2 pimientos dulces italianos, desvenados y cortados por la mitad.

- 1/2 cebolla española, finamente picada.

- 4 onzas de carne de cerdo molida.

Direcciones:

1. Caliente 1 cucharada de aceite de canola en una cacerola a fuego moderado. Luego, saltear la cebolla durante 34 minutos hasta que esté tierna y fragante.
2. Agregue la carne de cerdo molida; cocine durante 34 minutos más. Añada la mezcla de

condimentos italianos. Coloque la mezcla en las mitades de los pimientos.
3. Colocar la salsa marinara en una fuente de horno ligeramente engrasada. Coloque los pimientos rellenos en la fuente de horno.
4. Hornee en el horno precalentado a 395°F durante 1720 minutos. Cubra con queso cheddar y continúe horneando durante unos 5 minutos o hasta que la parte superior esté dorada. Buen provecho!

Costillar De Cerdo A La Pimienta

Ingredientes:

- ¼ de taza de pimienta.

- 2 1costillar de cerdo.

Direcciones:

1. Para empezar, calienta tu horno sólo a 375°F.
2. Mientras el horno se calienta, querrá preparar su costillar. Asegúrese de cubrir el asado con el condimento de pimienta. Aunque un cuarto de taza de pimienta puede parecer mucho, querrá esta cantidad para obtener el máximo sabor.
3. Cuando la carne esté recubierta, coloca el asado en una fuente de horno, con los huesos hacia arriba. Cuando esté listo para cocinar, mételo en el horno durante 1 hora y 30 minutos. Una vez que esté bien cocido,

puedes sacarlo del horno y dejarlo reposar durante unos 10 minutos.
4. Por último, corta la carne entre los huesos de las costillas, ¡y tu comida está lista para ser servida!

Panza De Cerdo

Ingredientes:

- 2 libras de panza de cerdo.

- 1 cucharada de pimienta negra.

- 2 cucharada de mantequilla.

Direcciones:

1. Como ya puedes intuir, la panceta de cerdo tiene un alto contenido en grasa y en calorías. La buena noticia es que estás en la dieta carnívora, y nada de eso importa; ¡trae la panza de cerdo! Para empezar, vas a querer calentar tu horno a 400°F.
2. Para preparar la panza de cerdo, va a querer marcar la piel de la panza. Deberá tener cuidado de no cortar la carne durante este paso, así que tómese su tiempo. Una vez que haya terminado, siga adelante y aplique la sal

y la pimienta. Puedes usar tanto o tan poco condimento como desees.

3. Cuando esté listo, coloque la panza de cerdo en una bandeja para asar y métala en el horno durante 30 minutos. Una vez transcurrido este tiempo, baje el fuego a 320°F y ase durante otros 25 minutos por cada media libra de carne.

4. Una vez que la panceta de cerdo se haya cocinado por completo, tienes la opción de encender la parrilla durante unos minutos. De este modo, conseguirás una piel crujiente y agradable.

5. Cuando la carne esté cocida a la temperatura deseada, querrá retirar la fuente del horno con cuidado. Le sugiero que espere unos 30 minutos para permitir que los sabores se formen completamente en su panza de cerdo. Después de eso, puede cortar la carne en

rodajas, y su comida está lista para ser servida.

Pasta Mediterránea

Ingredientes:

- ¼ taza de albahaca fresca
- 1 lata de corazones de alcachofa drenado
- ½ taza de aceitunas negras
- ½ taza de queso feta en cuadraditos
- ½ taza de crema
- 1 cucharadas de orégano seco
- 600 gramos de pechuga de pollo cortada en trocitos
- 3 cucharadas de aceite de oliva
- 2 taza de tomates en rodajas
- 1 dientes de ajo picados

- 600 gramos de pasta de cabello de ángel

- Sal y pimienta a gusto

Direcciones:

1. Cocinar la pasta al dente
2. Colocar el aceite de oliva en una sartén a fuego moderado
3. Agregar el pollo y cocinar bien. Agregar el tomate , el ajo y revolver bien.
4. Incorporar la albahaca, la alcachofa, las aceitunas y el queso y cocinar por 2 minutos
5. Colar la pasta y verterla en la sartén con todos los Ingredientes: . Sazonar con el orégano , la sal y la pimienta y servir

Ravioles Y Sopa De Vegetales

Ingredientes:

- 1 cucharada de albahaca

- Ravioles de verdura para 4 porciones

- tazas de zapallos largos cortados en rodajas
- cucharada de aceite de oliva
- tomates hechos puré
- 1 taza de caldo de verduras
- Sal y pimienta a gusto

Direcciones:
1. Cocinar los ravioles a gusto
2. En una sartén profunda a fuego moderado agregar el aceite de oliva y sofreir los zapallos por unos minutos
3. Incorporar los tomates, la albahca y el caldo de verduras y cocinar por unos 5 minutos
4. Agregar los ravioles , mezclar lentamente y cocinar por 1 minuto mas

Ensalada De Pollo Al Pesto

Ingredientes:

- 3 cucharadas de cebolla picada
- 2 cucharadas de aceite de oliva
- 2 cucharadas de vinagre roja
- Sal y pimienta a gusto
- tomate
- ½ kilo de pechugas de pollo cortadas en tiritas
- ¼ taza de pesto
- ¼ taza de mayonesa
- tazas de lechuga

Direcciones:

1. Cocine el pollo a gusto, puede hacerlo al horno o hervido

2. Coloque el pollo cortado en trocitos en un recipiente
3. Combine en otro recipiente la mayonesa con la cebolla
4. Agregue el pollo y mezcle
5. Bata el aceite de oliva, la vinagre y la sal y pimienta a gusto, agregue la lechuga cortada en trocitos y los tomates cortados en cubitos
6. Coloque esta mezcla en 4 platos y encima coloque el pollo
7. Sirva

Tarta De Queso Keto Con Arándanos

Ingredientes:

- ½ cda. (5 g) eritritol (opcional)

- ½ cdta. limones, ralladura

- ¼ cdta. extracto de vainilla

- 30 g arándanos frescos (opcional)

- dta. extracto de vainilla

- 150 ml (75 g) almendra molida

- 30 g mantequilla

- cda. (10 g) eritritol

- ¼ Relleno

- 300 g (300 ml) queso crema

- 60 ml crema para batir o crema fresca

- huevo

- ½ yema de huevo

Direcciones:

1. Precalentar el horno a 175 °C. Untar con mantequilla un molde desmontable de 22 cm (pulgadas) y forrar la base con papel de horno.
2. Derretir la mantequilla para la corteza y calentar hasta que obtenga un aroma a frutos secos. Esto le dará a la masa un delicioso sabor caramelizado.
3. Retirar del fuego y añadir la harina de almendras, el edulcorante y la vainilla. Mezclar hasta que se haga una masa y presionar hacia la base del molde desmontable. Hornear durante 8 minutos, hasta que la corteza se dore ligeramente. Reservar y dejar enfriar mientras preparas el relleno.

4. Mezclar el queso crema, la crema para batir, los huevos, la ralladura de limón, la vainilla y edulcorante si estás usando alguno. Mezclar bien. Echar la mezcla sobre la corteza.
5. Subir el fuego a 200 °C (400 °F) y hornear durante 15 minutos.
6. Bajar el fuego a 110 °C (230 °F) y hornear durante otros 4560 minutos.

Snack De Ensalada Caprese

Ingredientes:

- 225 g tomatitos cherry
- 225 g bolitas de queso mozzarella
- 2 cdta. pesto verde
- sal y pimienta

Direcciones:

1. Cortar los tomates y las bolas de mozarella por la mitad. Añadir el pesto y remover.
2. Salpimentar al gusto.

Pollo Asado Peruano Keto Y Salsa Verde

Ingredientes:

Para la marinada y el pollo

- 56 libras de pollo crudo entero
- 3 cucharadas de aceite de oliva
- 2 cucharaditas de zumo de lima
- cucharadita de ralladura de lima
- cucharaditas de ajo fresco picado
- 1/2 cucharadita de cebolla en polvo
- 1 cucharada de sal kosher
- 1/2 cucharadita de pimienta negra molida
- 1 cucharadita de orégano seco
- 1 cucharada de pimentón molido

- 1 cucharada de comino molido

Para la salsa verde

- jalapeños, sin semillas
- 2 dientes de ajo, pelados
- 3/4 de taza de cilantro fresco, lavado
- 2 cucharadas de aceite de oliva
- 1/3 de taza de mayonesa sin azúcar
- 1 cucharada de vinagre blanco
- 1/2 cucharadita de sal kosher
- 2 cucharaditas de zumo de lima
- 1 cucharadita de ralladura de lima

Para las cebollas rojas

- 1 taza de cebollas rojas, peladas y cortadas en rodajas finas

- 2 cucharadas de cilantro fresco picado

- 1 cucharada de zumo de lima

- 1/2 cucharadita de vinagre de sidra de manzana

- pizca de sal

- 1 cucharadita de edulcorante granulado (opcional, omitir si es Whole 30)

Direcciones:

Para el pollo:

1. Combinar todos los Ingredientes: de la marinada en una bala mágica o en un pequeño procesador de alimentos y procesar hasta obtener una pasta suave.
2. Frote la pasta por todo el interior y el exterior del pollo, incluyendo debajo de la piel de la pechuga y las patas hasta donde pueda llegar.
3. Asar el pollo sin tapar a 400 grados durante unos 70 minutos, o hasta que un termómetro

insertado en el centro del muslo marque 165 grados.

4. Sacar del horno y dejar reposar el pollo durante 15 minutos antes de cortarlo y servirlo.

Para la salsa verde:

5. Combine todos los Ingredientes: en una bala mágica o licuadora y procese hasta que esté suave.
6. Pruebe y sazone con sal y pimienta al gusto.
7. Guarde los restos en la nevera.
8. Para las cebollas rojas:
9. Combine todos los Ingredientes: en un tazón pequeño y mezcle bien para cubrir.
10. Dejar reposar durante 10 minutos antes de servir.

Puré De Coliflor Con Ajo Y Cebollino Bajo En Carbohidratos Y Sin Lácteos

Ingredientes:

- 1/2 cucharadita de sal Kosher
- 1/8 cucharadita de pimienta negra
- 1/4 cucharadita de zumo de limón
- 1/2 cucharadita de ralladura de limón (o lima)
- 4 tazas de floretes de coliflor
- 1/3 de taza de mayonesa
- 1 iente de ajo pelado
- 2 cucharada de agua
- 4 cucharada de cebollino fresco picado

Direcciones:

1. Combinar la coliflor, la mayonesa, el ajo, el agua, la sal y la pimienta en un bol grande apto para microondas, removiendo para cubrirla.
2. Calienta en el microondas a temperatura alta durante 1215 minutos (o más), hasta que se ablande por completo.
3. Añadir la mezcla cocida a una bala mágica o a un procesador de alimentos y hacerla puré hasta que esté suave.
4. Añade el zumo de limón, la ralladura y el cebollino y bate hasta que se mezclen.
5. Servir caliente.

www.ingramcontent.com/pod-product-compliance
Lightning Source LLC
LaVergne TN
LVHW010219070526
838199LV00062B/4664